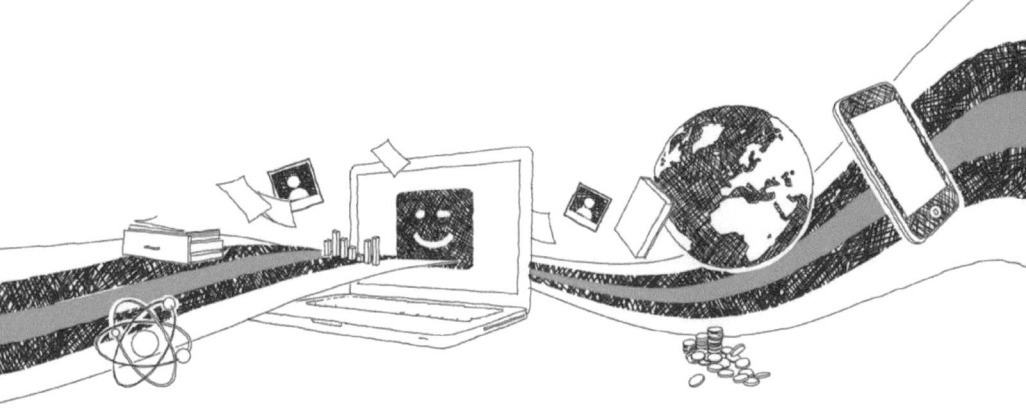
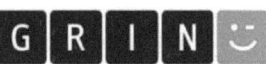

Bibliografische Information der Deutschen Nationalbibliothek:

Die Deutsche Bibliothek verzeichnet diese Publikation in der Deutschen National-
bibliografie; detaillierte bibliografische Daten sind im Internet über http://dnb.d-
nb.de/ abrufbar.

Impressum:

Copyright © 2015 GRIN Verlag, Open Publishing GmbH
Druck und Bindung: Books on Demand GmbH, Norderstedt Germany
ISBN: 978-3-656-95493-4

Dieses Buch bei GRIN:

http://www.grin.com/de/e-book/296037/einfluss-von-zuzahlung-auf-das-nutzerver-
halten-von-versicherten

Svenja Quest

Einfluss von Zuzahlung auf das Nutzerverhalten von Versicherten

GRIN Verlag

GRIN - Your knowledge has value

Der GRIN Verlag publiziert seit 1998 wissenschaftliche Arbeiten von Studenten, Hochschullehrern und anderen Akademikern als eBook und gedrucktes Buch. Die Verlagswebsite www.grin.com ist die ideale Plattform zur Veröffentlichung von Hausarbeiten, Abschlussarbeiten, wissenschaftlichen Aufsätzen, Dissertationen und Fachbüchern.

Besuchen Sie uns im Internet:

http://www.grin.com/

http://www.facebook.com/grincom

http://www.twitter.com/grin_com

Fachhochschule Bielefeld

Fachbereich Wirtschaft und Gesundheit

Lehreinheit Pflege und Gesundheit

H A U S A R B E I T

im Rahmen der Lehrveranstaltung

Gesundheitsversorgung

Einfluss von Zuzahlung auf das Nutzerverhalten des Versicherten

Svenja Quest

Sommersemester 2015

Bielefeld, 23. März 2015

Inhaltsverzeichnis

Inhaltsverzeichnis I

Abkürzungsverzeichnis.. II

1. Einleitung 1

2. Zentrale Begrifflichkeiten 3
2.1 Was ist unter Zuzahlung zu verstehen?...3
2.2 Zuzahlungsbetreffende Personen...5
2.3 Nutzerverhalten 6
2.4 Gesundheit..6

3. Geschichtliche Entwicklung von Zuzahlung..7

4. Zuzahlung als Steuerungselement 9

5. Diskussion 12

6. Ausblick...14

Literaturverzeichnis 16

Abkürzungsverzeichnis

Abs.	=	Absatz
AOK	=	Allgemeine Ortskrankenkasse
Art.	=	Artikel
BMG	=	Bundesministerium für Gesundheit
bpb	=	Bundeszentrale für politische Bildung
bzw.	=	beziehungsweise
ebd.	=	ebenda
GKV	=	Gesetzliche Krankenversicherung
GMG	=	Gesetz zur Modernisierung der gesetzlichen Krankenversicherung
IGeL	=	individuelle Gesundheitsleistungen
Mio.	=	Million
o.J.	=	ohne Jahresangabe
o.S.	=	ohne Seitenangabe
PKV	=	Private Krankenversicherung
SGB V	=	Sozialgesetzbuch Fünftes Buch – Gesetzliche Krankenversicherung
vgl.	=	vergleiche
z.B.	=	zum Beispiel

In der vorliegenden Hausarbeit wird aus Gründen der leichteren Lesbarkeit auf die explizite Nennung der Formen beider Geschlechter verzichtet. Selbstverständlich sind im Folgenden bei allen allgemein gehaltenen Formulierungen beide Geschlechter gleichermaßen gemeint.

1. Einleitung

„Einer für alle, alle für einen"

(Alexandre Dumas)

Dieses bekannte Zitat aus dem Roman „Die drei Musketiere" von Alexandre Dumas wird bereits in einer Überschrift im Zusammenhang mit dem Thema der gesetzlichen Krankenversicherung von Wolfram Burkhardt im Auftrag der Bundeszentrale für politische Bildung (bpb) genannt. Dieses Zitat ist insbesondere in diesem Kontext sehr passend. Da die gesetzliche Krankenversicherung (GKV) durch das Subsidiaritätsprinzip eine Grundsicherung für alle Versicherten gewährleistet, übernehmen „die Starken die Lasten der Schwachen mit" (Burkhardt, 2013a, o.S.). Die entstehenden Kosten der finanziellen Absicherung im Krankheitsfall tragen sowohl die Arbeitgeber als auch die solidarische Gemeinschaft (vgl. Bundesministerium für Gesundheit [BMG], 2014a, o.S.). Die zu zahlenden Beiträge der GKV-Mitglieder orientieren sind am Einkommen bis zur Beitragsbemessungsgrenze. Somit steht die Bedürftigkeit und das Erhalten medizinischer Leistungen unabhängig von den finanziellen Gegebenheiten im Vordergrund (vgl. Burkhardt, 2013a, o.S.; Burchert, 2011, S. 34). Dieser Grundsatz stellt einen entscheidenden Unterschied zur privaten Krankenversicherung (PKV) dar. Bei dieser ist das Erkrankungsrisiko des Versicherten ausschlaggebend für die Höhe der zu zahlenden Prämie (vgl. ebd.).

Doch ist die GKV mit ihrem Solidaritätsprinzip so sozial und allgemeinverträglich, wie sie angibt zu sein? Tatsächlich belaufen sich die Ausgaben der Versicherten auf mehr als nur die Beiträge. Seit dem Inkrafttreten des GKV-Modernisierungsgesetzes (GMG) 2004, sind GKV-Versicherte nicht mehr generell frei von Zuzahlungen. Zudem wurden einige Leistungen aus dem GKV-Leistungskatalog ausgeschlossen (vgl. Gesetz zur Modernisierung der gesetzlichen Krankenversicherung, 2003, o.S.).

Demzufolge wurden medizinische Leistungen zum Teil von der individuellen Liquidität abhängig gemacht. Fraglich ist, ob Zuzahlungen nicht im Wiederspruch zum Solidaritätsprinzip der GKV stehen. Zudem ist unklar, welche Auswirkungen Zuzahlungen auf den Versicherten haben. Es ist sogar denkbar, dass durch die Zuzahlungsgegebenheiten Arztkontakte aufgeschoben oder ganz vermieden werden. Diese Hausarbeit beschäftigt sich mit der Fragestellung, welchen Einfluss Zuzahlungen auf das Nutzerverhalten des Versicherten haben.

Die hier vorliegende Arbeit beschränkt sich auf den Zuzahlungsaspekt in der GKV, da dort etwa 90% der deutschen Bevölkerung versichert sind (vgl. BMG, 2014a, o.S.). Wie oben bereits angedeutet, unterscheidet sich die PKV im Umgang mit dem Thema Zuzahlungen durch die Vielzahl an individuellen Modellen deutlich von denen der GKV. Somit findet diese in der Hausarbeit keine Berücksichtigung.

Literaturrecherche

Die Literaturrecherche zum Thema Zuzahlung in der gesetzlichen Krankenversicherung wurde in verschiedenen Bibliotheken begonnen. Die Suchergebnisse bezogen sich thematisch überwiegend auf das allgemeine Thema der gesetzlichen Krankenversicherung oder das Gesundheitswesen. Allerdings konnte durch die Literaturangaben und –hinweise eine darauffolgende differenziertere Recherche erfolgen. Nach der Sichtung der gefundenen Literatur haben Lexika (z.B. Gabler Wirtschaftslexikon), das SGB V und die Bundeszentrale für politische Bildung des Weiteren gute Einblicke in die Thematik ermöglicht. Google Scholar hat zudem zu einer Verfeinerung der Literaturarbeit beigetragen. Im Allgemeinen ließen sich wenig Zeitschriftenartikel, sowie wenige Studien zum Thema finden. Eine Bereicherung bilden die vereinzelt gefundenen Hochschulwissenschaftlichen Arbeiten. Auffallend war, dass das Thema sehr viel Aufmerksamkeit in der Ökonomie findet.

Die vorliegende Literaturarbeit befasst sich zu Beginn mit den zentralen Begrifflichkeiten, die diese Thematik betreffen. Dabei wird zuerst auf die Definition von Zuzahlung eingegangen. Anschließend erfolgen eine Differenzierung der Begriffe Versicherter und Patient, sowie eine kurze Erläuterung der Begriffe Nutzerverhalten und Gesundheit. Im darauffolgenden Kapitel 3 wird auf die geschichtliche Einführung und Entwicklung von Zuzahlung eingegangen. Weiterhin findet eine Betrachtung der Zuzahlungskosten in Verbindung mit dem Solidaritätsprinzip der GKV statt. Anschließend werden die Verhaltensweisen des Versicherten betrachtet. Im 5. Kapitel wird diskutiert, ob Zuzahlung Auswirkungen auf das Verhalten des Versicherten bezogen auf die medizinische Inanspruchnahme haben. Mit einem Ausblick schließt diese Arbeit ab.

2

2. Zentrale Begrifflichkeiten

Im folgenden Kapitel werden die zentralen Begrifflichkeiten, die für das Verständnis der Thematik notwendig sind, dargestellt. Sie sind grundlegend für spätere Diskussionen und kritische Betrachtungsweisen.

2.1 Was ist unter Zuzahlung zu verstehen?

Der deutsche Bundesbürger ist in der gesetzlichen Krankenversicherung (GKV) verpflichtet, sich finanziell zu beteiligen, um bestimmte medizinische Leistungen zu erhalten.

Die Bundeszentrale für politische Bildung definiert Zuzahlungen als „Geldbeträge, die [...] ein Patient aus eigener Tasche als Eigenbeteiligung an den Kosten von im Leistungskatalog enthaltenen Gesundheitsleistungen zahlen muss" (2013, o.S.). In der GKV werden diese Zahlungen „zusätzlich zu den regulären Versicherungsbeiträgen erhoben" (Gabler Wirtschaftslexikon, o.J.a, o.S.). Die solidarische Gemeinschaft wird zudem *nicht* an Leistungsausgrenzungen und -reduzierungen des Leistungskataloges der GKV beteiligt. Somit können diese auch unter Zuzahlungen verstanden werden, da der Versicherte die finanziellen Mittel dafür selbst aufbringen muss (vgl. Rosenbrock & Gerlinger, 2014, S. 139). Eine ausdrückliche Nennung dieser zusätzlichen Kosten als Zuzahlungen, findet im Gesetz jedoch nicht statt.

Bereits 1993 haben Braun, Kühn und Reiners Zuzahlungen hinsichtlich der direkten Kostenbeteiligung in drei Arten unterschieden: absolute Selbstbeteiligung, Festzuschuss und prozentuale Selbstbeteiligung (vgl. S. 141f.).

1) absolute Selbstbeteiligung: vollständige Finanzierung der Kosten durch den Versicherten bis zu einem definierten Betrag. Erst danach trägt die Versicherung die Kosten.
2) Festzuschuss: Übernahme eines zuvor festgelegten Betrags von der Krankenversicherung (für definierte Leistungen).
3) prozentuale Selbstbeteiligung: Anteilige Übernahme der Behandlungskosten vom Versicherten (ebd.).

Diese Einteilung hat auch heute noch Bestand. Folgende Zuzahlungsbereiche lassen sich in der Literatur außerdem wiederfinden (vgl. BMG, 2014b, o.S.; AOK Bundesverband, 2014, o.S.):

3

- Arznei- und Verbandmittel
- Hilfsmittel (z.B. Einlagen)
- Stationäre Behandlung (Vorsorge-, Rehabilitationsmaßnahmen und Krankenhausbehandlungen)
- Heilmittel (z.B. Physiotherapie, Ergotherapie oder Massagen)
- Häusliche Krankenpflege und Haushaltshilfe (z.B. durch zeitnahe Krankenhausentlassung weitere postoperative Versorgung zu Hause)
- Fahrtkosten
- zahnärztliche Versorgung (inklusive Zahnersatz)

Im § 61 SGB V wird festgelegt, dass Versicherte 10% des Abgabepreises als Zuzahlung leisten müssen. Diese beträgt mindestens 5,00 und maximal 10,00 Euro des Produktes, soll allerdings den herkömmlichen Preis nicht übersteigen. Während eines stationären Aufenthalts werden 10,00 Euro pro Kalendertag als Zuzahlung eingefordert. Des Weiteren sind sowohl bei häuslicher Krankenpflege als auch bei Heilmitteln ebenfalls 10% der Kosten zuzüglich 10,00 Euro je Verordnung festgelegt worden.

Im Gesundheitswesen existieren somit in fast allen Bereichen Zuzahlungen. Das Ausmaß wurde aufgrund der Darstellung der einzelnen Bereiche verdeutlicht.

Die Begriffe Zuzahlung, Selbstbeteiligung und Selbstbehalt werden in der Bevölkerung oft synonym verwendet. In diesem Text wird der Begriff *Zuzahlung* favorisiert, da der Fokus wie auch bei Rosenbrock und Gerlinger auf der direkten Kostenbeteiligung liegt. Zudem soll damit verdeutlicht werden, dass der Begriff *Selbstbeteiligung* im Sinne einer partiellen Beteiligung der Kosten irreführend verstanden werden könnte. Die Versicherten stellen die Basis der GKV- Finanzierung dar (vgl. 2006, S. 104). Als Träger eines großen Kostenanteils, stehen sie permanent im Mittelpunkt.

Andere Sozialversicherungen bei denen ebenfalls Zuzahlungen zu leisten sind, wie z.B. bei der 1995 eingeführten Pflegeversicherung, werden hier nicht weiter aufgeführt.

Im nachfolgenden Kapitel werden weitere begriffliche Abgrenzungen vorgenommen, um den Versicherten hervorzuheben.

4

2.2 Zuzahlungsbetreffende Personen

Zuzahlungen betreffen nicht alle Menschen. Die GKV stellt Kinder sowie Jugendliche bis zum vollendeten 18. Lebensjahr von Zuzahlungen frei. Der Zahnersatz ist hier eine Ausnahme (vgl. Gerlinger für bpb.de, 2014, o.S).

Im Folgenden findet eine kurze Differenzierung zwischen den Begrifflichkeiten Patient und Versicherter statt.

Der Begriff *Patient* kommt aus dem lateinischen (patiens, patientis »erduldend«, »erleidend«). Im Allgemeinen sind damit Personen gemeint, die erkrankt sind und sich aufgrund dessen in ärztliche Behandlung begeben. Darüber hinaus zählen auch gesunde Menschen dazu, die den Arzt aus anderen Gründen, z.b. Vorsorgeuntersuchungen oder Impfungen, aufsuchen (vgl. Brockhaus, 2012, o.S.). Diese Inanspruchnahme kann sich auch auf Heilberufe beziehen (vgl. Duden, 2002, S. 678). Der Fokus liegt bei ihnen vor allem auf einer „qualitativ hochwertige[n] Behandlung (Qualitätsinteresse)" (Hart & Francke, 2002, S. 14).

Ein *Versicherter* hingegen ist eine Person, die ein potentielles Risiko (z.b. Krankheit) durch eine Versicherung abdecken lässt (vgl. Gabler Wirtschaftslexikon, o.J.b, o.S.). In der Krankenversicherung, gesetzlich oder privat, bezahlt diese Person einen Beitrag, um die Möglichkeit zu erhalten, Leistungen bei Bedarf in Anspruch nehmen zu können (vgl. Hart & Francke, 2002, S. 13f.). Bezogen auf das Geschehen im Gesundheitswesen stehen Effektivität und Effizienz beim Versicherten im Vordergrund. Das spiegelt sich im Interesse an Versorgung und Wirtschaftlichkeit wider (vgl. ebd.).

In § 1 SGB V *Solidarität und Eigenverantwortung* wurde als erste Vorschrift festgelegt, dass die Krankenversicherung „die Gesundheit der Versicherten zu erhalten, wiederherzustellen oder ihren Gesundheitszustand zu bessern" hat. Die GKV trägt diese Aufgabe im Sinne der solidarischen Gemeinschaft. Hier wird deutlich, dass die GKV den Versicherten ihre Leistungen bereitstellen. Somit sind speziell diese bei Leistungsausgrenzungen oder - reduzierungen betroffen. Der Terminus *Patient* wird im SGB V nur vereinzelt verwendet. Zum Beispiel im § 65b SGB V (Förderung von Einrichtungen zur Verbraucher- und Patientenberatung) oder § 140f (Beteiligung von Interessenvertretungen der Patientinnen und Patienten) wird der Terminus verwendet.

Es kann festgehalten werden, dass ein Patient (bis auf wenige Ausnahmen) immer auch ein Versicherter ist und ein Versicherter jederzeit zu einem Patienten werden kann (vgl. Hart &

Francke, 2002, S. 13). In dieser Hausarbeit wird der Fokus auf den Versicherten gelegt. Das Thema Zuzahlung betrifft alle Versicherten der GKV, allerdings ist die Inanspruchnahme unterschiedlich hoch. Um Personen mit einem erhöhten Bedarf (finanziell) zu schützen, wurden Belastungsgrenzen eingeführt. Nach § 62 Abs.1 SGB V werden die Zuzahlungen pro Kalenderjahr auf 2% der jährlichen Bruttoeinnahmen zum Lebensunterhalt begrenzt. Bei chronisch Kranken wird die Belastungsgrenze auf 1% der jährlichen Bruttoeinnahmen zum Lebensunterhalt festgesetzt. Wenn diese Belastungsgrenze innerhalb des Kalenderjahres erreicht ist, wird der Versicherte von weiteren Zuzahlungen befreit.

Die Härtefallregelung bei Zahnersatz stellt eine Besonderheit dar. „Versicherte werden beim Zahnersatz von den Eigenanteilen weitgehend befreit, wenn sie unzumutbar belastet werden" (vgl. AOK Bundesverband, 2014, o.S.).

Eine weitere Besonderheit stellt die seit dem 1. Mai 2006 in Kraft getretene gesetzliche Regelung dar, die besagt, dass Arzneimittel von der Zuzahlung befreit sind, wenn keine Überschreitung des Preises über die jeweiligen Zuzahlungsbefreiungsgrenze stattfindet (vgl. Gesundheitsberichterstattung des Bundes, 2013, o.S.).

Bisher wurde der Begriff Zuzahlung thematisiert sowie betreffende Bereiche benannt. Ferner wurden Befreiungsgrenzen und einige Regelungen angesprochen.

Auf den Bereich der verschiedenen Zuzahlungsregelungen wird auf Grund seiner Komplexität in dieser Arbeit nicht näher eingegangen.

2.3 Nutzerverhalten

Das Verhalten des Versicherten hinsichtlich der Inanspruchnahme von zuzahlungspflichtigen Leistungen wird in dem Kontext dieser Hausarbeit als Nutzerverhalten verstanden. Der gesundheitliche Aspekt steht hierbei im Vordergrund. Der subjektive Aspekt der Gewinnbringung, im Sinne eines Nutzens für den Versicherten wird in dieser Arbeit nicht näher thematisiert. Eine gedankliche Differenzierung wird somit angestrebt. Wie gewinnbringend diese Inanspruchnahme für den Einzelnen ist, wird an dieser Stelle nicht weiter ausgeführt, da dies im subjektiven Ermessen des Einzelnen liegt.

2.4 Gesundheit

Die Weltgesundheitsorganisation (WHO) versteht bereits seit 1948 unter Gesundheit mehr als nur das Fernbleiben von Krankheiten. Die Aspekte Geist, Körper und Soziales nehmen eine ebenso große Rolle ein, wenn es darum geht, den gesundheitlichen Zustand zu erreichen oder zu erhalten (vgl. Satzung, 2005, S. 1). In dieser Arbeit wird die Annahme zu Grunde gelegt, dass die Inanspruchnahme einzelner Leistungen, die einer Zuzahlung bedürfen, aus der Intention herausgeschieht, gesund zu werden oder den gesundheitlichen Zustand beizubehalten. Ob dadurch eine Gefahr der übermäßigen Inanspruchnahme von Leistungen besteht und deswegen Zuzahlungen berechtigt sind (siehe z.b. Moral Hazard Theorie), wird in den Kapiteln 4 und 5 kritisch betrachtet.

3. Geschichtliche Entwicklung von Zuzahlung

Im Jahre 1883 wurde die Krankenversicherung für Arbeiter unter der Regierung von Reichskanzler Otto von Bismarck eingeführt. Dieses System sollte für die soziale Sicherung der Bürger sorgen (vgl. Quasdorf, 2014, S. 10; Burchert, 2011, S. 43). So erhielten diese als Versicherte z.b. das Recht auf Kranken- und Sterbegeld. Die finanzielle Absicherung stand im Vordergrund (vgl. Quasdorf, 2014, S. 17).

Zuzahlung wurde gegen Ende der 1920er in Form einer Krankenschein- sowie eine Rezeptblattgebühr von 50 Pfennig eingeführt. Außerdem wurde eine Maximalgrenze für Krankengeld festgelegt (vgl. ebd., S. 18). In der Literatur werden keine weiteren Angaben gemacht, die die Gründe oder die genauen Umstände der Einführung von Zuzahlung erklären. Wird der zeitliche Rahmen mit in den Blick genommen, können der erste Weltkrieg oder die Weltwirtschaftskrise einen Hinweis auf einen finanziellen Bedarf geben (vgl. ebd.).

In der Nachkriegszeit, besonders Anfang der 1970er Jahre wurde die Gesundheitsversorgung zunehmend ausgebaut (starke Ausgabenentwicklung). Diese Entwicklung war zunächst unproblematisch für die Krankenkassen, da die wirtschaftlich hohe Wachstumsrate mit gleichzeitig steigenden Einnahmen einherging. Jedoch änderte sich dies 1973/74 durch die Folgen der Weltwirtschaftskrise. Die Kostendämpfung war nun das angestrebte Ziel der Gesundheitspolitik (vgl. Gerlinger & Schönwälder, 2012, o.S.).

Die nun folgende Abbildung stellt die Entwicklung der Zuzahlung von 1920 bis heute dar. Einzelne sekundäre (finanzielle) Belastungszunahmen durch Leistungsausgrenzungen sind in dieser Abbildung nicht enthalten.

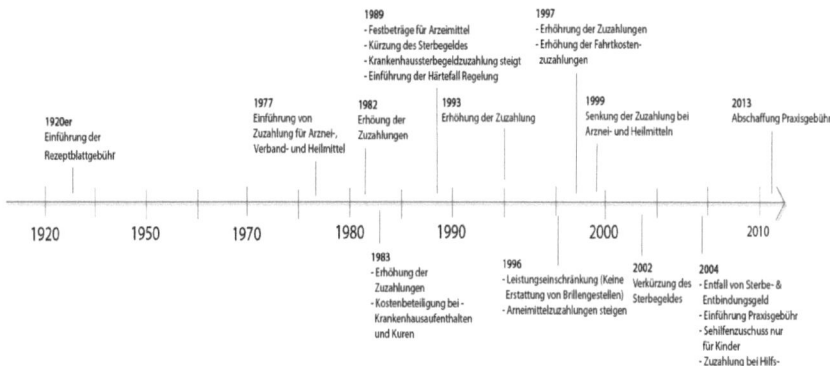

Abbildung 1 Zuzahlungsentwicklung
(eigene Darstellung nach AOK Bundesverband, o.J., o.S.; Dühmke, o.J., o.S.;
Krankenversicherung FAQ, o.J., o.S.; Quasdorf, 2014, S. 18ff.; Zündorf & Wagner, 2014, o.S.)

In dieser Abbildung wird die Jahrzehnte lange Thematisierung und Anpassung des Themas Zuzahlung deutlich. Die Privatisierung der Kosten ist dabei das Ergebnis vieler Veränderungen durch den Gesetzgeber (vgl. Rosenbrock & Gerlinger, 2006, S. 104). Bei einem Rückblick auf die Jahre 1980 oder 1990 ist ein Anstieg des Zuzahlungsumfangs zu heute auffallend (vgl. Rosenbrock & Gerlinger, 2014, S. 142). Die Zuzahlungen zu GKV-Leistungen betrugen 2013 insgesamt 3.580 Millionen Euro. Dies entspricht 2% der GKV-Leistungsausgaben (vgl. BMG, 2014c, S. 18ff.).

Tabelle 1: Zuzahlungen zu GKV- Leistungen 2013

Leistung	Mio. Euro
Arznei-, Verband- und Hilfsmittel aus Apotheken	2.024
Heil- und Hilfsmittel, Behandlung durch sonstige Heilpersonen	669
Krankenhausbehandlung	702
Fahrkosten	63
Ambulante Vorsorgeleistungen, stationäre Vorsorge- und Rehabilitationsleistungen	65
Behandlungspflege, Häusliche Krankenpflege	43
„sonstiges"	13
Summe	**3.579**

Quelle: BMG Gesetzliche Krankenversicherung Vorläufige Rechnungsergebnisse 1.- 4. Quartal 2013

8

Das bedeutet für jeden Versicherten eine durchschnittliche Belastung von 51 Euro im Jahr 2013 (vgl. ebd.). Dieser Betrag stellt jedoch nicht die Gesamtheit der Kosten für den Versicherten dar.

Wie bereits im Kapitel 2.1 angedeutet, trägt dieser auch die Differenzbeträge vom Festzuschuss der Krankenkasse zu den tatsächlichen Kosten. Diese nicht zu unterschätzenden Mehrkosten, werden allerdings nicht statistisch erfasst. Außerdem werden in der Statistik individuelle Gesundheitsleistungen (IGeL) nicht erfasst. Diese haben seit Ende 1990 stark zugenommen (vgl. Rosenbrock & Gerlinger, 2014, S. 142). Klaus Zok beziffert die Höhe der jährlichen Ausgaben für IGeL in der repräsentativen Umfrage „Private Zusatzleistungen in der Arztpraxis" aus dem Jahr 2010 mit 1,5 Milliarden Euro (vgl. Zok, 2010, S. 4).

Allerdings zahlt der Leistungsempfänger nur bei Inanspruchnahme medizinischer Leistung die Zuzahlungen. So entfällt ein Teil der Kosten für die solidarische Gemeinschaft. Das Vorhandensein, die Zunahme bzw. Erweiterung von Zuzahlungen für die Betroffenen sorgt somit für eine Beitragsstabilisierung oder führt teilweise zu einer Abnahme dieser. Von der Gesundheitspolitik wird diese Wirkung begrüßt, da somit ebenfalls die Lohnnebenkosten der Firmen sinken. Der Versicherte, der sich in einem guten gesundheitlichen Zustand befindet, kann seine Vorteile daraus ziehen, da es sich in der Summe positiv auf seine Ausgaben auswirkt. Benachteiligt ist der Patient mit hoher Leistungsinanspruchnahme. Seine Kosten überschreiten den gewonnenen Beitragsvorteil. Somit lassen sich Zuzahlungen zumindest partiell nicht mit dem Solidaritätsprinzip der GKV vereinbaren, da die Patienten im Gegensatz zu den Gesunden eine höhere finanzielle Teilhabe aufbringen müssen (vgl. Burkhardt, 2013b, o.S.).

Es kann festgehalten werden, dass Zuzahlungen ihre Effekte haben. Ob diese sich positiv auf das Gesundheitssystem und den Versicherten auswirken, darauf wird in den nachfolgenden Kapiteln eingegangen.

4. Zuzahlung als Steuerungselement

Zuzahlung ist ein fester Bestandteil der Kostendämpfungspolitik. Sie soll direkt und indirekt entlastend wirken. Die direkte Wirkung findet durch eine Kostenübernahme des Versicherten statt. Die indirekte Entlastung sollte dadurch entstehen, dass ein Patient durch Zuzahlung weniger Gesundheitsleistungen aus Kostengründen in Anspruch nimmt (vgl. Gerlinger, 2012, o.S.).

Die soziale, umfangreiche Absicherung der GKV könnte den Versicherten zum Ausnutzen des Systems verführen. Schlagwörter wie „Vollkasko-Mentalität" oder „Rundumsorglos-Paket" sollen die These unterstützen (vgl. Reiners, 2011, S. 101).

Die Zuzahlung wird hierbei als ein Instrument der Gesundheitspolitik gesehen, mit dem das Verhalten des Versicherten reguliert werden kann (vgl. Holst, 2008, S. 7). Eine übermäßige Inanspruchnahme der Versicherten von Leistungen wird dabei impliziert. Nach dem amerikanischen Ökonom Mark Pauly (1968) lässt sich das Verhalten mit der „Moral-Hazard-Theorie" erklären (vgl. S. 535). Übersetzt bedeutet dies »moralisches Risiko« bzw. »moralisches Fehlverhalten«. Seine bekannte Theorie besagt, dass das Verhalten auf Grund des umfassenden Gesundheitsschutzes, eine übermäßige, bedarfsunabhängige Inanspruchnahme gerade zu provoziert. Die fest definierte, finanziell getätigte Ausgabe (der Versicherungsbeitrag) und die Intransparenz der Kosten für die Leistungen veranlassen den Versicherten zu übermäßigen Leistungseinforderungen, da keine negativen Konsequenzen drohen. Laut Pauly liegt die Ursache in den fehlleitenden Anreizen und nicht primär selbst bei den Versicherten. Nur durch eine Beteiligung an den entstehenden Kosten kann diesem Verhalten entgegengewirkt werden (vgl. ebd.). Im Gesundheitswesen existieren keine empirischen Studien die diesen Sachverhalt bestätigen (vgl. Reiners, 2011, S. 107). Um die Theorie zu untermauern, wird daher in vielen Lehrbüchern die randomisierte „RAND-Studie" hinzugezogen. Dieses 1974 bis 1982 von der RAND-Corporation durchgeführte „Health Insurance Experiment", ließ insgesamt ca. 6000 Personen (14-61 Jahre) unterschiedliche Versichertenverträge mit unterschiedlich hohen Selbstbeteiligungen eingehen (vgl. Brook, 1984, S. 3). Nach Holst umfassender Literaturanalyse sind die Ergebnisse allerdings sehr kritisch zu betrachten (vgl. 2008, S. 34).

Für dieses Problem wurden schon verschiedene Lösungen angestrebt, auf die nun kurz eingegangen wird.

Eine Idee war die Praxisgebühr, die im Jahr 2004 eingeführt und mittlerweile wieder abgeschafft wurde. Bei ambulanter oder fachärztlicher Behandlung mussten die Versicherten 10,00 Euro pro Quartal für die medizinische Konsultation entrichten. Diese finanzielle Gegebenheit, die Reiners auch als „Eintrittsgeld im Gesundheitswesen" umschrieben hat, bewirkte einen Rückgang der Konsultationen, sowohl bei Allgemeinmedizinern, als auch bei Fachärzten (vgl. Reiners, 2011, S. 113ff.). Die Kontaktaufnahme pro Quartal blieb jedoch unverändert, was gegen das theoretische Konstrukt von Pauly spricht. Zudem wurde die ärmere Bevölkerungsgruppe, trotz Sonderregelung bei Härtefällen, wesentlich stärker durch die Praxisgebühr belastet. Eine „rationale Steuerungswirkung" konnte nicht nachgewiesen werden (vgl. ebd.).

Des Weiteren wurde häufig die Kostentransparenz bzw. ihre Intransparenz thematisiert (vgl. Reiners, 2011, S. 121f.). Eigentlich soll das Prinzip der Kostenerstattung zu einem besseren Verständnis der Ausgaben führen. Der Patient entrichtet dabei zunächst die Rechnung und lässt sie danach der Krankenkasse zukommen. Diese begleicht dann im optimalen Fall die Ausgaben des Patienten durch eine Rückzahlung. Allerdings kann die reine Wahrnehmung von Preisen für Leistungen zum Fehlverhalten verleiten, da die Qualität der Leistung mit dem Preis gedanklich korrelieren könnte. Außerdem muss die reine Kenntnisnahme über den Preis nicht mit einem Verständnis dafür einhergehen (vgl. ebd.). Den Patient als Vertragspartner darzustellen, hat mehrere Folgen, die kritisch zu betrachten sind. Zum einen besteht eine ungleiche Verteilung an Informationen, zum anderen könnte die Urteilsfähigkeit bei einer Konsultation durch einen schlechteren Gesundheitszustand beeinträchtigt werden. Durch diese Gründe ist er als Vertragspartner zusätzlich benachteiligt. Das ursprünglich Verhältnis zwischen Arzt und Patient würde sich infolgedessen zwangsläufig nachteilig verändern (vgl. Jacobs, Kip & Schulz, 2010, S. 19). In diesem Zusammenhang wird auch angeführt, dass das Sachleistungsprinzip in der GKV auf Grund der Kostenintransparenz für den Versicherten dazu führen kann, dass Leistungen vermehrt in Anspruch genommen werden. Dem entgegen wird die Patientenquittung gesetzt. Diese ermöglicht einen Einblick in die durch den Versicherten verursachten Kosten und soll zu einem besseren Kostenbewusstsein führen (vgl. Burchert, 2011, S. 232).

Eine steuernde Wirkung könnte bei der beschriebenen Problematik eventuell bei „Bagatelltherapien" vermutet werden. Allerdings sind auch dort Unannehmlichkeiten zu erwarten, die die Attraktivität eines Arztbesuches deutlich schmälern (vgl. Hajen, Paetow & Schumacher, 2011, S. 73). Zu dieser Annahme kommen Braun, Kühn und Reiners bereits 1998 (vgl. S. 62). Was einen Hinweis darauf gibt, wie wenig sich die Grundproblematik in den letzten Jahren verändert hat.

Reiners fasst die Sachverhalte mit folgenden Worten zusammen: „Die Selbstbeteiligung dient nicht einer effektiven Steuerung der Ressourcen im Gesundheitswesen, sondern ist ein zu Lasten der Kranken gehendes Finanzierungsinstrument" (2011, S. 127).

11

5. Diskussion

Steigende Kosten im Gesundheitswesen sind nicht von der Hand zu weisen. Im vorangegangenen Kapitel wurden vorgeschlagene und veranlasste Maßnahmen angegeben, die dieser Entwicklung entgegen wirken sollen. Ob die derzeitigen Kosten überhaupt durch missbräuchliches Verhalten entstehen, ist nicht geklärt. Ebenso fraglich ist, ob die in der „Moral Hazard" Theorie angesprochene Problematik wirklich einen Einfluss auf die Kosten hat. Die Existenz von „Moral Hazard" Verhalten ist heute grundlegend umstritten. Die Anwendung der Theorie auf das deutsche Gesundheitssystem ist kritisch zu betrachten. Ursprünglich stammt diese Theorie aus dem Bereich der Feuerversicherungen in Amerika, nach dem Versicherte zu ihrem eigenen Vorteil bewusst missbräuchlich handeln (vgl. Reiners, 2011, S. 103).

Carsten Ulrich führt in seinen Untersuchungsergebnissen auf Grund qualitativen Interviewmaterials an, dass alle Versicherten von einer Existenz der erhöhten Inanspruchnahme an Leistungen ausgehen. Sie selbst beträfe das aber nicht. Zudem verurteilen sie dieses Verhalten (vgl. 1995, S. 681ff.). Diese Ergebnisse unterstützen nach Reiners die Kritik an Paulys Theorie und legen nahe, dass die weitverbreitete Grundannahme unreflektiert als gegeben angenommen wird (vgl. 2011, S. 106).

Eine bedarfsorientierte Inanspruchnahme ist eine alternative Erklärung, die die hohen Kosten auch begründen kann. Des Weiteren ist zu diskutieren, welche Auswirkungen Zuzahlungen derzeit auf das Verhalten des Versicherten bzw. den Patienten haben.

Es ist eine Tatsache, dass medizinischen Leistungen durch die gesetzliche Krankenversicherung leicht(er) zugänglich sind. Um die Arztkonsultation von der individuellen Liquidität unabhängig zu machen, wurde diese einfache Voraussetzung bewusst geschaffen (vgl. Reiners, 2011, S. 106). Die Deutschen haben im Vergleich zu anderen Ländern die höchste ärztliche Konsultationszahl (jährlich 17 Kontakte), jedoch müssen bei einer solchen Gegenüberstellung auch die unterschiedlichen Systeme berücksichtigt werden (vgl. ebd.). Unabhängig von der Quantität der Arztkontakte bestätigt Huber (2009) eine Existenz einer Personengruppe, die bedenkenlos oder ohne medizinische Indikation zum Arzt geht. Diese ist jedoch so klein, dass sie an Bedeutung verliert, wenn man die Gesamtheit der Kosten betrachtet. Wesentlicher sei dagegen, dass Personen eine Konsultation aus finanziellen Aspekten unterlassen würden (vgl. S. 140f.). In der repräsentativen TNS-Infratest-Bevölkerungsbefragung der Continentale Krankenversicherung a.G. 2012 gaben 21% der Befragten (1.118 GKV-Versicherte) an, einmalig oder wiederholt auf Behandlungen gänzlich verzichtet oder diese aufgeschoben zu haben. Dabei waren das Alter und in geringerem Maße auch das Einkommen Variablen, die zu leichten Abweichungen dieses Prozentsatzes führten. Bei der Hinterfragung dieser Entscheidung(en) begründeten 50% dies alleinig mit "finanziellen Gründen" (vgl. S. 30ff.). Auch Huber spricht von einem „signifikanten Zusammenhang zwischen dem Krankenversicherungsstatus und der Inanspruchnahme ambulanter Leistungen" (2009, S. 138). Der „Kostenbeteiligungseffekt" betrifft jedoch nicht alle Menschen gleichermaßen. Gesundheitlich und finanziell Benachteiligte sind besonders stark betroffen (vgl. ebd.). In der empirischen Untersuchung von Klieber 2005 werden die Medikamente, die keiner Verschreibung bedürfen, von den befragten Patienten als besonders belastend angegeben. Die finanzielle Herausforderung sei auch bei den chronisch Erkrankten trotz der vorhandenen Regelungen gegeben, insbesondere da Ausgaben bei niedrigen Budget bis zur Belastungsgrenze anfallen (vgl. Klieber, 2005, S. 57). Bei den Medikamenten, die keiner Verschreibung bedürfen, wurde ein Einstellen des Kaufverhaltens mit negativen gesundheitlichen Auswirkungen identifiziert. Die Befragten gaben zudem einen Einschnitt in weiteren Bereichen ihres Lebens an (vgl. ebd., S. 58). Befürworter von Zuzahlungen sehen diese als gerechte Strafe für die Beeinträchtigung der Kostenstruktur, die durch die Gefährdung der eigenen Gesundheit entsteht (vgl. Reiners, 2011, S. 107). Dabei wird vernachlässigt, dass die individuellen Voraussetzungen, wie z.B. die sozialen Gegebenheiten und genetische Dispositionen kaum beeinflussbar sind (vgl. Reiners, 2011, S. 125). Klieber gibt an, dass sich Patienten an der Finanzierung beteiligen wollen. Ihnen sei die finanzielle Herausforderung bewusst. Ihre Erwartungen als „Nutzer" sind hingegen, dass „auf Seiten der Kostenträger und Leistungserbringer Sparmaßnahmen getroffen werden, die jedoch nicht ihren Anspruch auf Leistungen betreffen dürfen" (Klieber, 2005, S. 59).

Die Annahme, dass eine spürbare Beteiligung der Kosten Einfluss auf das Verhalten der Menschen habe, kann also bestätigt werden. Des Weiteren kann durch die überwiegend fehlenden positiven Wirkungen und den negativen Auswirkungen sogar von einer sozialen Unverträglichkeit gesprochen werden. „Selbstbeteiligungen können nur dann einen positiven allokativen Effekt haben, wenn sie den Versicherten die Wahl zwischen Angeboten mit in etwa gleichem Nutzen, aber unterschiedlichen Kosten lassen." (Reiners, 2011, S. 117).

6. Ausblick

Fraglich ist, ob die steuernde Wirkung von Zuzahlung, der ihr zugesprochen wird, nicht überschätzt wird. Die meisten der GKV-Versicherten in der Continentale-Studie 2012 gaben an, dass sie Zuzahlungen weder einen positiven, steuernden Effekt zusprechen, noch dass es einen ausreichenden, gewinnbringenden Einnahmefaktor für das System darstellt (vgl. S. 32). In der geschichtlichen Entwicklung des Gesundheitssystems ist jedoch eine Privatisierung der Kosten und somit einhergehende Zuzahlungssteigerung erkennbar. Da sich die grundlegende Problematik seit Jahren kaum verändert hat, scheint dieser alleinige Weg jedoch nicht die zukunftsorientierte Lösung zu sein. Fokussiert wurde bisher der Versicherte. Doch wie groß ist die Rolle, die der Leistungserbringer einnimmt, der die Leistungen verordnet und somit einen Einfluss auf die Ausgabenhöhe hat?

Die grundlegende Einstellung zu den Grundprinzipien der GKV bei dem Thema Zuzahlung sollte hinterfragt werden (vgl. Reiners, 2011, S. 103). Die von Klieber befragten Patienten wissen die solidarische Absicherung zu schätzen und befürworten die Trennung zwischen Medizin und Liquidität. Auch ist bei ihnen eine Verantwortungsbereitschaft aus der Untersuchung erkennbar (vgl. 2005, S. 59). Eine Stärkung der Eigenverantwortung ist zu empfehlen, aber nicht auf Kosten der Gesundheit des Versicherten. Versicherte wollen Verantwortung übernehmen, die sie auch überblicken können. Demnach ist eine gedankliche Unterscheidung zwischen den hohen Gesundheitsausgaben und der Inanspruchnahme der Leistungen durch den Versicherten anzustreben. Eine bedarfsgerechte Inanspruchnahme deckt sich mit dem im Grundgesetz stehenden Ziel: dem Recht auf Gesundheit (vgl. Art. 2, Abs. 2, Satz 1).

Andere Länder zeigen in Studien bereits, welche *Schäden* durch ausgeprägte Zuzahlung entstehen können. Oft werden diese Studien in deutschen Diskussionen herangezogen, weil es in Deutschland noch einen großen Forschungsbedarf gibt. Da jedes Land jedoch individuell geschichtlich geprägt wurde und unterschiedliche Entwicklungen durchlaufen hat, sind eigene Forschungen anzustreben. Diese Thematik betrifft immerhin 90% der deutschen Bevölkerung. Huber hält dazu an, in den gesundheitspolitischen Diskussionen um zukünftigen Zuzahlungsregelungen zwischen den Individuen zu unterscheiden (vgl. 2009, S. 138).

Es gilt zu bedenken, dass das deutsche Gesundheitssystem bereits eines der teuersten Systeme weltweit ist (vgl. OECD, 2014, o.S.). Hinzu kommt eine prospektiv zunehmende Kostenentwicklung durch die älter werdende Bevölkerung und den medizinischen

Fortschritt. Das System bedarf hinsichtlich der Finanzierung einer neuen Betrachtung, bei der auch Personen berücksichtigt werden die zunehmend mehr Einfluss auf die Kosten haben.

Eine alleinige Lösung stellt Zuzahlung daher nicht dar.

Literaturverzeichnis

AOK Bundesverband. (o.J.). *1989:Gesundheitsreformgesetz (GRG)*. Abgerufen am
23.10.2014 von http://www.aok-bv.de/politik/reformaktuell/geschichte/index_00514.html

AOK Bundesverband. (2014). *Zuzahlungen 2014*. Abgerufen am 02.09.2014 von
http://www.aok-bv.de/zahlen/gesundheitswesen/index_00526.html

Braun, B., Kühn, H. & Reiners, H. (1998). *Das Märchen von der Kostenexplosion.*
Populäre Irrtümer zur Gesundheitspolitik. Frankfurt am Main: Fischer.

Brockhaus Wissensservice. (2012). *Patient.* Abgerufen am 03.09.2014 von
https://bielefeld-fhb.brockhaus-wissensservice.com/brockhaus/patient

Brook, R. H., Ware, J. E., Rogers, W. H., Keeler, E. B., Davies, A. R., Sherbourne, C. A.,
Goldberg, G. A., Lohr, K. N., Camp, P., Newhouse, J. P. (1984). *The Effect of*
Coinsurance on the Health of Adults. Results from the Rand Health Insurance
Experiment. United States: The Rand Corporation.

Bundesministerium für Gesundheit. (2014a). *Aufgaben und Organisation der GKV.*
Abgerufen am 20.01.2015 von
http://www.bmg.bund.de/krankenversicherung/grundprinzipien/aufgaben-und-
organisation-der-gkv.html

Bundesministerium für Gesundheit. (2014b). *Gesetzliche Krankenversicherung.*
Kennzahlen und Faustformeln. Abgerufen am 02.09.2014 von
http://www.bmg.bund.de/fileadmin/dateien/Downloads/Statistiken/GKV/Kennzahlen
_Daten/KF2014Bund_April_2014.pdf

Bundesministerium für Gesundheit. (2014c). *Gesetzliche Krankenversicherung Vorläufige*
Rechnungsergebnisse 1. – 4. Quartal 2013. Abgerufen am 14.01.2015 von
http://www.bmg.bund.de/fileadmin/dateien/Downloads/Statistiken/GKV/Finanzerge
bnisse/1.-4._Quartal_2013.pdf

Bundeszentrale für politische Bildung. (2013). *Glossar. Zuzahlungen.* Abgerufen am
25.06.2014 von
http://www.bpb.de/politik/innenpolitik/gesundheitspolitik/175427/glossar?p=218

Burchert, H. (Hrsg.). (2011). *Lexikon Gesundheitsmanagement.* Herne: NWB Verlag.

Burkhardt, W. (2013a). *Einer für alle, alle für einen – Das Solidarprinzip in der gesetzlichen Krankenversicherung.* Abgerufen am 26.06.2014 von http://www.bpb.de/politik/innenpolitik/gesundheitspolitik/72358/solidarprinzip

Burkhardt, W. (2013b). *Zuzahlungen: Sinnvolles Steuerungsinstrument oder Verletzung des Solidarprinzips?.* Abgerufen am 18.01.2015 von http://www.bpb.de/politik/innenpolitik/gesundheitspolitik/72375/zuzahlungen

Continentale Krankenversicherung a.G.(Hrsg.). (2012). *Continentale- Studie 2012: Positive Dualität: PKV und GKV aus Sicht der Bevölkerung.* Abgerufen am 20.12.2014 von http://www.continentale.de/cipp/continentale/lib/all/lob/return_download,ticket,guest /bid,13407/no_mime_type,0/~/Continentale_Studie_2012.pdf

Duden. (2002). *Das Bedeutungswörterbuch* (3., neu bearbeitete und erweiterte Auflage, Bd. 10). Mannheim: Dudenverlag.

Dühmke, R. (o.J.). *Gesundheitsreform.* Abgerufen am 23.10.2014 von http://www.ratgeber-krankenversicherung.de/gesundheitsreform/

Gabler Wirtschaftslexikon. (o. J.a). *Selbstbeteiligung* (Version 13). Abgerufen am 25.06.2014 von http://wirtschaftslexikon.gabler.de/Archiv/9016/selbstbeteiligung-v13.html

Gabler Wirtschaftslexikon. (o.J.b). *Versicherter* (Version 13). Abgerufen am 04.09.2014 von http://wirtschaftslexikon.gabler.de/Archiv/11576/versicherter-v13.html

Gerlinger, T. (2012). *Die Finanzierung der gesetzlichen Krankenversicherung.* Abgerufen am 11.10.2014 von http://www.bpb.de/politik/innenpolitik/gesundheitspolitik/72876/finanzierung

Gerlinger, T. (2014). *Zuzahlungen.* Abgerufen am 26.06.2014 von http://www.bpb.de/politik/innenpolitik/gesundheitspolitik/179158/zuzahlungen

Gerlinger, T. & Schönwälder, T. (2012). *Etappen der Gesundheitspolitik 1975 bis 2012.* Abgerufen am 11.10.2014 von http://www.bpb.de/politik/innenpolitik/gesundheitspolitik/72874/etappen

Gesetz zur Modernisierung der gesetzlichen Krankenversicherung (GKV-Modernisierungsgesetz- GMG) vom 14.11.2003. In: BGBL. Teil I: 2190, 2003.

Gesundheitsberichterstattung des Bundes. (2013). *Zuzahlungen.* Abgerufen am 22.10.2014
von https://www.gbe-
bund.de/gbe10/abrechnung.prc_abr_test_logon?p_uid=gasts&p_aid=&p_knoten=FI
D&p_sprache=D&p_suchstring=15154::Zuzahlungen

Grundgesetz für die Bundesrepublik Deutschland vom 23.05.1949, zuletzt geändert durch
Art. 1 des Gesetzes vom 23.12.2014. Abgerufen am 24.02.2015 von
http://www.gesetze-im-internet.de/gg/BJNR000010949.html

Hajen, L., Paetow, H., Schumacher, H. (2011). *Gesundheitsökonomie. Strukturen-*
Methoden- Praxisbeispiele (6., überarbeitete und erweiterte Auflage). Stuttgart:
Kohlhammer.

Hart, D. & Francke, R. (2002). Patientenrechte und Bürgerbeteiligung. Bestand und
Perspektiven. *Bundesgesundheitsblatt- Gesundheitsforschung- Gesundheitsschutz 45,*
13-20.

Holst, J. (2008). *Kostenbeteiligung für Patienten- Reformansatz ohne Evidenz!.*
Theoretische Betrachtung und empirische Befunde aus Industrieländern
(überarbeitete und aktualisierte Fassung des WZB Discussion Papers SP I 2007-304).
Berlin: WZB.

Huber, C. A. (2009). *Kostenbeteiligungen: Schaden oder Nutzen für die*
Gesundheitsversorgung?. Eine vergleichende Wirkungsanalyse zwischen
Deutschland und der Schweiz. Bern: Huber.

Klieber, N. (2005). *Selbstbeteiligung in der gesetzlichen Krankenversicherung. Eine*
empirische Untersuchung über die Auswirkungen von Zuzahlungen und
Leistungsausgrenzungen auf den Patienten. Abgerufen am 20.11.2014 von
http://edoc.sub.uni-hamburg.de/haw/volltexte/2007/167/pdf/ges_y_85.pdf

Jacobs, K., Kip, C. & Schulze, S. (2010). Mehr Kostenerstattung in der GKV?
Auswirkungen auf Kostentransparenz und Inanspruchnahmeverhalten- Wunsch und
Wirklichkeit. *Gesundheit und Gesellschaft, 10* (4), 17-26.

Krankenversicherung FAQ. (o.J.). *Geschichte der Gesundheitsreformen.* Abgerufen am
20.12.2014 von http://www.krankenversicherung-faq.de/geschichte-der-
gesundheitsreformen

OECD. (2014). *OECD Gesundheitsdaten 2014. Deutschland im Vergleich.* Abgerufen am 01.03.2015 von http://www.oecd.org/berlin/OECD-Gesundheitsdaten-2014-Deutschland.pdf

Pauly, M. V. (1968). The Economics of Moral Hazard: Comment. *The American Economic Review, 58*(3), 531-537.

Quasdorf, I. (2014). *Die gesetzliche Krankenversicherung* (KBV Fortbildungsheft Nr. 2). Abgerufen am 01.03.2015 von http://www.kbv.de/media/sp/2014_11_20_Fortbildungsheft_2_web_Version.pdf

Reiners, H. (2011). *Mythen der Gesundheitspolitik* (2., vollständig überarbeitete Auflage). Bern: Huber.

Rosenbrock, R. & Gerlinger, T. (2006). *Gesundheitspolitik. Eine systematische Einführung* (2., vollständig überarbeitete und erweiterte Auflage). Bern: Huber.

Rosenbrock, R. & Gerlinger, T. (2014). *Gesundheitspolitik. Eine systematische Einführung* (3., vollständig überarbeitete Auflage). Bern: Huber.

Sozialgesetzbuch (SGB) Fünftes Buch (V) Gesetzliche Krankenversicherung vom 20. Dezember 1988. BGBI. Teil I, S. 2477. Abgerufen am 25.10.2014 von http://www.gesetze-im-internet.de/sgb_5/

Ullrich, C. G. (1995). Moral Hazard und gesetzliche Krankenversicherung. Möglichkeiten zu Mehrentnahmen an Gesundheitsleistungen in der Wahrnehmung und Bewertung durch gesetzlich Versicherte. *Kölner Zeitschrift für Soziologie und Sozialpsychologie, 47*(4), 681-705.

Weltgesundheitsorganisation. (o.J.). *Constitution of the World Health Organization.* Abgerufen am 06.09.2014 von http://apps.who.int/gb/bd/PDF/bd47/EN/constitution-en.pdf?ua=1

Zok, K. (2010). Private Zusatzleistungen in der Arztpraxis. Ergebnisse einer Repräsentativ-Umfrage. *WIdO-monitor, 7*(2), 1-8.

Zündorf, I. & Wagner, C. (2014). *Jahreschronik 1983.* Abgerufen am 23.10.2014 von http://www.hdg.de/lemo/jahreschronik/1983.html

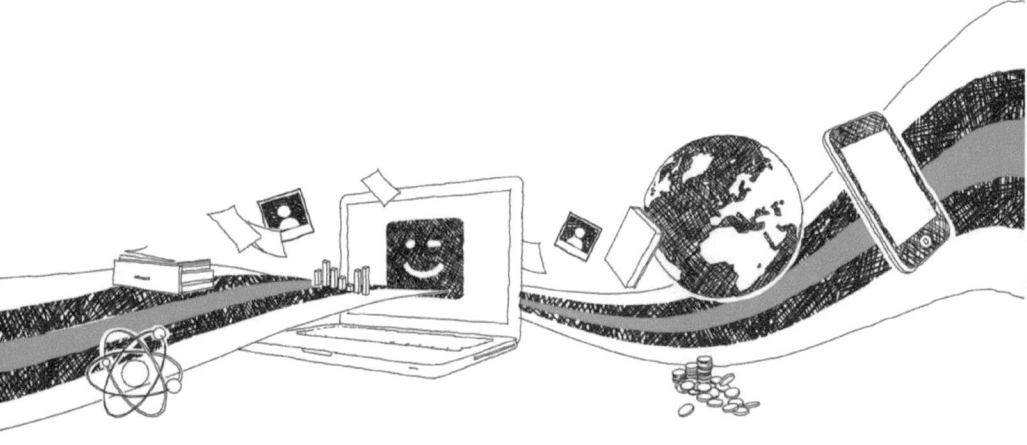
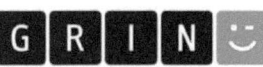